AF384682

CHIMIE BIOLOGIQUE

ET

THÉRAPEUTIQUE CLINIQUE

ALBUMINES, ALBUMINURIES, PEPTONURIE

TRAITEMENT DES ALBUMINURIES CHRONIQUES

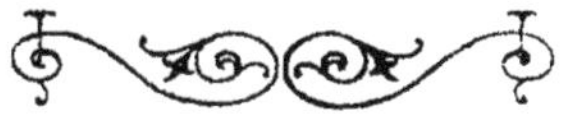

PAR LE DOCTEUR BEUGNIES-CORBEAU

De Saint-Michel (Aisne).

PARIS

HENRY REY

14, Rue Monsieur-le-Prince, 14.

1885.

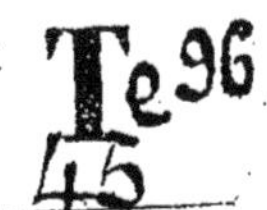

CHIMIE BIOLOGIQUE
ET THÉRAPEUTIQUE CLINIQUE

CHIMIE BIOLOGIQUE

ET

THÉRAPEUTIQUE CLINIQUE

———

ALBUMINES, ALBUMINURIES, PEPTONURIE

TRAITEMENT DES ALBUMINURIES CHRONIQUES

Par le Doctéur BEUGNIES-CORBEAU

De Saint-Michel (Aisne).

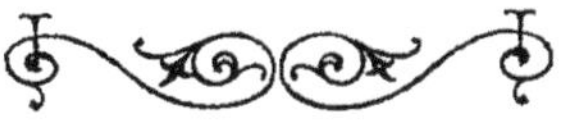

PARIS

HENRY REY

14, Rue Monsieur-le-Prince, 14.

—

1885

CHIMIE BIOLOGIQUE

ET

THÉRAPEUTIQUE CLINIQUE

ALBUMINES, ALBUMINURIES, PEPTONURIE

TRAITEMENT DES ALBUMINURIES CHRONIQUES

I. *Polymorphisme des albumines*. — Cette question a été remuée de fond en comble depuis deux ans. On a accompli *in vitro* des progrès qui ouvrent un nouveau champ à l'observation clinique. Là, où jusqu'alors on ne voyait qu'un type primordial d'albumine, l'analyse a fait découvrir des variétés et des espèces. L'unité ancienne n'était qu'un total polymorphe, réductible en ses composants. Il y a là toute une marche intéressante à suivre. Nous allons essayer d'en indiquer les étapes.

En 1883, le docteur Esbach (1) publiait des études où il s'étendait principalement sur les réactions des liquides albuminifères, mis en présence d'une solution concentrée d'acide picrique et de la chaleur, les deux moyens étant employés tantôt séparément, tantôt ensemble. Il posait en principe que l'urine à examiner doit toujours être acide ou rendue telle par l'addition, goutte à goutte, d'acide acétique, jusqu'à détermination sur le papier tournesol d'une tâche rouge et franche et non rouge pâle ou violette. A cette époque, il annonçait que toutes les albumines des liquides acides coagulées par la chaleur étaient granuleuses.

De ce moment on était maître d'une notion neuve. On introduisait dans l'albumine deux types, l'un granuleux, *rétractile*, l'autre *opalescent* non *rétractile*.

(1) *Les Albumines,* par le docteur Esbach, chef de laboratoire à l'hôpital Necker.

Que l'on prenne en effet une urine albumineuse quelconque, qu'on la filtre d'abord, si elle est trouble et qu'on la mette au contact du réactif picrique gisant au fond du tube à expérience, où on l'aura chauffé, au préalable, il se passera de trois choses l'une :

1° Ou bien le coagulum formé d'albumine granuleuse va gagner le fond de l'éprouvette en laissant au-dessus de lui une surface limpide transparente. C'est ce qui a lieu avec les albumines du sang en particulier et celles des sérums en général.

2° Ou bien une partie du coagulum se précipite en masse, tandis que l'autre, moins rétractile, reste en suspension dans le liquide et cela avec les deux essais picriques à froid et à chaud.

3° Ou bien le nuage d'albumine reste plus diffus au sein du liquide, il est *non rétractile*, et cela, soit avec les deux essais picriques, soit avec l'un deux seulement ; dans cette dernière circonstance on a une albumine granuleuse à chaud et non rétractile à froid.

Cette division des albumines faite dans la cornue, en *coagulables* ou normales, et en *incoagulables* ou anormales, paraît avoir une certaine importance. L'expérience nous apprend en effet que les serums dont la sérine précipite en gros flocons appartiennent à la première variété, que celle-ci dénote une désintégration directe du serum sanguin, abstraction faite de toute lésion locale, par conséquent une tendance à la désalbuminémie, et qu'elle aurait un caractère plus permanent que l'autre.

L'albumine *non rétractile*, coïncide surtout comme épiphénomène, avec les troubles transitoires fébriles, ou non. Elle plaiderait en faveur d'une curabilité plus grande, et serait tout à fait rassurante si elle ne pouvait être suivie, à un moment donné, d'albuminurie granuleuse. Elle s'observe très fréquemment au cours de certains états curieux à connaître, entre autres :

1° Dans la fièvre typhoïde.

2° Dans la grossesse ou la parturition récente.

3° Dans l'albuminurie alternant avec la glycosurie.

Dans ce dernier cas, l'auteur sus-nommé, qui n'est pas clinicien, prétend qu'elle est toute entière attribuable aux modifications du régime. On retranche aux diabétiques les aliments ternaires et on les gorge, dit-il (est-ce bien exact?), d'aliments quaternaires qui créent sans transition une plethore albumineuse. L'argument a un défaut capital, c'est de ne point s'appuyer sur une expérimentation bien faite.

Le plus intéressant, ce serait la bénignité relative de l'albuminurie à coagulum non rétractile. En voici les preuves cliniques.

Le docteur Millard avait un malade qui commença par rendre du sucre pendant un mois, puis rendit de l'albumine opalescente, à l'apparition de laquelle l'urée, qui se chiffrait par trente-trois grammes, atteignit un peu plus tard quarante trois, alors que sucre et albumine disparaissaient de l'urine.

Un autre malade, alcoolique de profession, pris de mêmes alternatives, se trouva débarrassé du sucre, mais la disparition de l'albumine ne porta que sur moitié du chiffre total, bien que le rendement quotidien d'urée atteignit 45 grammes.

Le docteur Esbach, rapproche ces albuminuries de celles qu'on voit naître chez les gros mangeurs, chez les dyspeptiques, et qui guérissent par des moyens s'adressant à l'état gastro-intestinal.

Il nous apprend en outre qu'elles sont assez fréquentes dans les divers états fébriles ou non, et qu'alors on observe des précipités qui prennent une des réactions ci-dessous :

a. Tantôt le nuage *opalescent* avec l'acide picrique à froid devient *granuleux* à chaud.

b. Tantôt il reste mixte dans les mêmes circonstances, c'est-à-dire *mi-opalescent, mi-granuleux*.

c. Tantôt enfin il passe, d'une époque à l'autre, de l'état opalescent à l'état granuleux. Cette dernière métamorphose réactionnelle serait déplorable, car elle indique une aggravation qui dans les quelques cas connus a entraîné la mort.

Au cours de ces études, le docteur Esbach revient sur un procédé de dosage rapide de l'albumine, qu'il a formulé il y a quelque temps. Le procédé comporte une éprouvette spéciale graduée et appelée albuminimètre, dont les graduations chiffrées correspondent chacune à autant de grammes. Une division, U, indique la hauteur d'urine à y verser, une autre, R, placée plus haut, celle du réactif. Celui-ci sera composé d'après la formule suivante :

Acide picrique pur	10 grammes	
Acide citrique pur	20	—
Aq. Stillata	800	—

L'expérience se fait en versant 20 centimètres cubes d'urine dans l'éprouvette, c'est-à-dire jusqu'en U. L'urine devra être limpide ou en cas contraire filtrée, elle sera, de plus, acidulée, soit naturellement, soit artificiellement, jusqu'à concurrence de couleur rouge brique au contact du papier tournesol.

Par dessus, on versera le réactif jusqu'en R. On bouchera alors l'éprouvette avec le pouce, puis *on la retournera douze fois sans secousse,* chaque mouvement complet étant d'un renversement et d'un redressement. On fermera par un bouchon de caoutchouc et on laissera reposer pendant 24 heures. On verra alors un sédiment ; s'il affleure à la hauteur des lignes, il s'y trouve exprimé en grammes , si c'est entre les deux lignes, un peu d'habitude permettra vite de le lire en fractions de grammes. Mais ici il faut se rappeler que les bords du dépôt font au contact du verre un léger ménisque ; il faudra prendre le centre de sa surface comme point à mesurer et le rapporter au point correspondant de l'interligne.

En regard de ces données originales, il est curieux de mettre les expériences d'un médecin de marine distingué, le docteur Maurel, entreprises au même point de vue, mais avec d'autres procédés. Le rapprochement jette sur la question un jour tout spécial et fait jaillir des aperçus nouveaux. Le docteur Maurel reprenant la classification d'Esbach, ne s'en écarte que pour les albumines *non rétractiles* à qui il donne le nom de *modifiées*.

Or, ces deux séries M. Maurel les expose au jour de réactions inédites.

Ses agents d'épreuve sont la liqueur cupro-potassique et la solution de glucose . Il commence par verser dans un tube à expérience la hauteur d'un centimètre de liqueur cupro-potassique, puis il la chauffe pour bien s'assurer qu'elle n'a subi aucune altération. Il fait alors agir sur elle le liquide albuminifère et on observe les phénomènes suivants :

a. — Les *albumines normales*, c'est-à-dire celle du serum, de l'œuf, des urines cardiaques, des urines Brightiques, de l'hydrocèle, de l'ascite, de l'hématochylurie, *font apparaître une coloration violette d'une jolie nuance améthyste et n'empêchent pas la réduction de la glycose.*

b. — Les albumines *modifiées*, c'est-à-dire celles des urines des différentes fièvres, typhoïde, jaune, paludéenne, continue, rémittente, bilieuse, de la fièvre à rechute, de la pneumonie, de la variole, de l'hépatite abcédée, de la grossesse, *ne donnent plus lieu à la coloration violette (c'est une verte souvent) et empêchent la réduction de la glycose.*

Ce dernier caractère est d'une extrême importance, car au milieu d'autres réactions qui ne sont propres qu'aux peptones seules, celle-ci appartient à la fois aux albumines modifiées et aux peptones. Elle indiquerait une matière protéique qui n'est plus de l'albumine vraie, puisqu'elle a perdu les caractères expérimentaux du type, et qui n'est pas encore une albuminose, vu qu'elle n'en a pas toutes les propriétés. Ce serait en quelque sorte une *peptone imparfaite*.

Est-ce bien là tout le secret des albumines non rétractiles. Il faut certes se mettre en garde contre les conclusions forcées ou trop hâtives. Il est même utile de se rappeler avec le Dr. Bar (1), que l'albumine de la grossesse, au lieu d'être toujours une, est parfois polymorphe comme les autres. Pour établir définitivement l'assimilation, de nouvelles expériences de contrôle sont nécesaires. Tout liquide qui contiendrait de l'albumine *non déposable* sous l'influence de l'acide picrique, devrait être soumis à la double épreuve de la liqueur cupro-potassique et de la solution de glycose.

Peptones imparfaites, telles seraient donc ces albumines.

II. *Théories pathogéniques.* — Comment et dans quelles circonstances dialysent-elles à travers le filtre rénal. M. Maurel, le professeur Semmola de Naples, le docteur Halbertsma d'Utrecht, ont essayé d'aborder chacun un point de la question.

(1) Congrès de Copenhague, 1884.

Pour les albumines de la première série, M. Maurel conclut de l'identité de leurs réactions à leur identité de nature avec les serums. Il ne soupçonne là qu'une désalbuminémie directe et simple. Nous verrons plus loin les conditions pathologiques que Semmola impose à la production du phénomène.

Les albumines modifiées, qu'on ne commence qu'à peine à connaître, ont été vues plus particulièrement dans les états fébriles, où elles semblent constantes chaque fois que la température atteint 40 degrés.

Quant à la dialyse même, M. Maurel lui attribue trois mécanismes principaux, entre autres :

1° La filtration hémorrhagique, comme cela s'observe dans l'hématochylurie, quelques fièvres paludéennes, etc.

2° L'excès de pression, comme dans les maladies cardiaques (les autres auteurs admettent plutôt la stase).

3° L'excès de diffusibilité qui semble plus propre aux albumines de la seconde série.

Le professeur Halbertsma (1) qui ne s'est occupé que de l'albuminurie gravidique, insiste sur ce qu'on l'observe surtout chez les femmes qui ont un ventre étroit pour un énorme utérus, et la croit liée alors non à une contraction reflexe des artères rénales, mais à un étranglement des uretères.

M. Semmola (2) envisageant surtout les albuminuries essentielles, remonte plus loin dans l'ordre des causes. Ce n'est point assez, selon lui de s'en tenir à l'identité reconnue entre les albumines expulsées et celles du sang. Ce serait même parfois une erreur de partir de là pour conclure à leur identité biologique. Des albumines normales devant nos instruments d'analyse sont morbides pour l'organisme. Le savant clinicien en donne des preuves habilement déduites. Il énonce que si la néphrite primitive produit d'emblée l'albuminurie, ses expériences lui ont fait voir que cette dernière peut secondairement produire la néphrite. Il est des cas où pour des causes inconnues, l'albumine joue dans le sang le rôle de corps étranger, elle diffuse alors à travers les humeurs et on la retrouve dans des liquides qui n'en contiennent point normalement, par exemple, dans la bile, la salive, les sueurs. Cette albumine morbide que le professeur n'a malheureusement point étudiée avec les nouveaux procédés de précision chimique, exerce, à force de dialyser à travers le rein, une influence traumatique sur lui, elle le blesse et crée le plus souvent la néphrite parenchymateuse. Pour le prouver M. Semmola a soumis des animaux sains à l'action exclusive des différentes albumines, celles du sang, de l'œuf, du lait, etc. Il a vu que les plus nocives sont celles qui s'éloignent le plus de la constitution du serum sanguin. Entre toutes, c'est le blanc d'œuf qui atteint le maximum de nocivité.

Longtemps avant la communication de Semmola, nous-mêmes abondant dans son sens, nous fîmes soumettre aux réactifs usuels d'alors les

(1) Congrès de Copenhague. 1884.
(2) Académie de Médecine, 5 juin 1884.

crachats d'un de nos malades, néphritique de vieille date et de plus bron-
chorréique. Nous devons l'avouer, fut-ce l'absence de matière délic-
tueuse, fut-ce imperfection des procédés, notre enquête demeura absolument négative.

Ces expériences semblent donner un regain de mérite à une notion
déjà ancienne. Du moment que l'albumine peut être déjà dans le sang
un corps étranger, hétéroplastique, n'est-il pas juste de rappeler
qu'une piqûre du quatrième ventricule, dans un point fort proche de celui
qui entraîne le diabète, fait naître l'albuminurie, et que c'est là sans
doute qu'il faut chercher l'explication de ces glyco-albuminuries où l'on
voit tantôt coïncider, tantôt alterner le sucre et l'albumine.

Vers la même date, une brochure du professeur Bouchard, où le savant
se montre doublé d'un maître écrivain, chose rare en littérature médi-
cale, fit époque dans l'histoire des albumines granuleuses.

Les vues émises par Semmola sur l'influence prépondérante du système nerveux dans certaines albuminuries ne doivent point certes être
trop généralisées. Cependant les observations récentes les confirment.

Le docteur Brunet, de Tourcoing, a publié dans ces derniers temps
un fait de rétinite Brightique monoculaire accompagné d'un œdème qui
mérite quelques mots d'analyse. Cet œdème n'était point disséminé, mais
unilatéral. Il n'avait rien du caractère passif, admis jusqu'à présent
comme mode de distribution, car il ne se déplaçait pas en dépit des atti-
tudes prises par le malade pour dormir.

Dans une série d'observations antérieures ayant trait à des contusions
lombaires, le professeur Potain n'hésitait pas à faire de l'œdème unilatéral concomitant à distance un reflexe d'ordre sympathique. Le docteur
Brunet rapproche son cas de ceux du professeur, et invoque le même
mécanisme.

Un autre observateur, M. Yvert, a publié un cas plus précis encore, car
il put voir à l'autopsie, que la *rétinite Brigthtique monoculaire gauche
constatée pendant la vie* chez un malade coïncidait avec une lésion du
seul rein gauche (1).

III. *Albuminuries transitoires.* — Quoi qu'il en soit du système patho-
génique du médecin de Naples et dans quelque mesure que l'avenir
doive lui donner tort ou raison, il a le mérite de mettre la curiosité en
éveil à l'égard des nombreuses albuminuries épisodiques considérées
jusque-là comme *indifférentes.* Il n'est donc pas inutile de connaître les
dernières constatations enregistrées, d'en signaler la fréquence et de
les ajouter à la liste beaucoup trop incomplète que nous avons citée plus
haut.

Le docteur de Chateaubourg (janvier 1884) opérant à l'aide du réactif
de Tanret, c'est-à-dire de l'iodure double de potassium et de mercure

(1) Journal de Lucas Championnière, année 1883.

fortement aiguisé d'acide acétique, mit à l'essai non des urines morbides, mais des urines prises sur des individus sains en apparence. Ses recherches portèrent sur 701 cas. Or, sait-on ce qu'il advint? Dans ce nombre, presque 600 échantillons furent trouvés albuminifères (592) et dans 169 cas l'albumine introuvable par les procédés habituels dépassait la dose moyenne de 25 centigrammes par litre.

Il est vrai qu'ici se pose une question subsidiaire. De quelle espèce d'albumine s'agit-il ? Est-ce des normales ou des modifiées? L'expérience nous laisse sans réponse.

Toujours est-il cependant que d'après l'auteur, cet acte, parce qu'il est transitoire, serait plus physiologique que morbide. En effet, présente un jour, l'albumine disparaît le lendemain. Les causes qui la font naître soudainement sont les fatigues corporelles, les spéculations cérébrales, mais surtout et avant tout les bains froids. Elle fut trouvée à des degrés divers dans les urines de 53 hommes, chez qui, avant l'entrée dans le bain, elle était réduite à zéro. De plus, chez d'autres, qui en étaient déjà porteurs auparavant, elle subit, *ipso facto*, une hausse notable.

Le docteur Capitan a fait rouler aussi sa thèse sur des faits qui plaident dans le même sens (1884). Il a rassemblé en un premier faisceau les albuminuries consécutives aux ébranlements crâniens, apoplexies, tumeurs basilaires, névroses convulsives. Puis il ajoute que non seulement la piçûre du quatrième ventricule est albuminigène, mais qu'une légère excitation des circonvolutions l'est aussi, et qu'il faut accorder le même pouvoir causal à la myélite de l'axe gris, à l'irritation médullaire, à celle des plexus abdominaux, pendant les différentes coliques soit hépatiques, soit néphrétiques, soit même obstétricales.

Une seconde catégorie résume les albuminuries qui se développent parallèlement aux lésions de l'intestin et accompagnent les différents flux de bas ventre.

Puis viennent les albuminuries par irritation tégumentaire. Elles peuvent se produire sous l'influence de phlogoses locales soit morbides, soit thérapeutiques, comme épiphénomènes de l'eczéma, du lichen, de l'éruption par badigeonnages iodés, d'applications antipsoriques. (Morgagni, Lassar, Unna, Kemhadjia-Mihram). Jusqu'à nouvel ordre, qu'on surveille ces albuminuries.

Avant de clore ce chapitre spécial de notre étude, il faut mentionner un postulatum dont la preuve est loin d'être faite, mais à la réalité duquel certains auteurs cherchent à donner corps. Dans l'organisme, on trouve, nous le savons tous, des albumines à divers degrés de métamorphoses, depuis la forme primitive jusqu'aux peptones, en un mot des albumines à l'état de *modification progressive*. Eh bien ! il paraîtrait que sous des influences encore mal connues, on peut les rencontrer dans des conditions inverses, c'est-à-dire à *l'état regressif*. Suivant cette théorie c'est ainsi que dans certains cas il faudrait comprendre les peptones imparfaites.

IV. *Physiologie pathologique*. — Pour épuiser complètement la liste des facteurs qui ont été invoqués dans la génèse de l'albumine urinaire, nous ne pouvons passer sous silence le liquide sanguin et le filtre rénal.

1° *Liquide sanguin*. — On a parlé longtemps d'un état dyscrasique dans lequel l'albumine, corps étranger, devait sortir du serum. Chimiquement, Mialhe, ne trouvant aucune différence entre l'albumine extra et intra-vasculaire, n'a pu prouver cette hypothèse. L'hydrémie, qui, dans le domaine physique semble lui donner raison, ne la prouve pas davantage, car son albuminurie, à elle, toute spéciale, ne ressemble plus au processus classique; c'est une véritable dissolution des globules, dissolution *totius substantiæ*, dont le diagnostic a ses réactifs.

Reste la clinique, qui proteste contre cette fin de non-recevoir. Tous les médecins ont vu que dans l'albuminurie courante il y a, à la période de digestion, une hyperalbuminurie alimentaire qui se spécialise et s'éloigne de l'autre, parce qu'elle lui surajoute, comme l'a démontré Lépine, deux nouvelles espèces d'albuminoïdes, qui sont, l'une, plus diffusible, plus peptonisable que la fondamentale, l'autre une véritable peptone. Ces derniers phénomènes, distincts, *surajoutés* chez les brightiques, apparaissent chez beaucoup d'individus. Ils plaident nettement pour leur espèce en faveur d'une albumine *jugée*, — *non utilisable*. Ici se pose une seconde fois la question des albuminuries transitoires. Certains observateurs les considèrent comme des actes non physiologiques, mais morbides. Pour M. Coignard, elles ne constituent pas la santé parfaite, pas plus que les migraines, les névralgies, les hémorrhoïdes ou les varices. *Sub judice lis est*. D'ailleurs, il sera plus facile de dissiper tous les doutes, quand on voudra s'astreindre à parler un langage identique et à faire des relevés qui portent sur des espèces définies d'albumines.

2° *Filtre rénal*. — Les expériences de laboratoire démontrent plusieurs propositions importantes :

a. Le ralentissement de vitesse du courant sanguin est la seule cause efficiente, nécessaire de l'albuminurie dépendant de la circulation.

b. La pression sanguine, contrairement aux idées reçues, n'a d'influence que sur l'eau urinaire ; considérable, elle entraîne la polyurie, faible, l'ischurie. La néphrite scléreuse, compliquée d'hypertrophie cardiaque, n'offre qu'une contradiction apparente, avec ce que nous avançons là, car l'excès de pression ne se fait sentir qu'aux parties saines de la glande, qui entrent en jeu dans les polyuries, tandis que le ralentissement occasionné dans les parties malades y engendre l'albuminurie.

c. Les ramuscules de la veine émulgente rampent le long des canaux afférents. Or, d'après la règle que nous venons d'établir, tout obstacle immédiat ou lointain qui ralentira le cours du sang dans cette veine entraînera l'albuminurie ; bien plus, il effacera la lumière des canaux et produira une rétention *intra-rénale,* avec ischurie et le reste. La turgescence des canaux effaçant la lumière de la veine conduirait aux mêmes résultats.

d. Le rein est une juxtaposition de deux glandes parfaitement dichotomisées et diverses de rôles, qui sont représentées par les glomérules et les canaux contournés. Les glomérules, crible vivant et agissant en vertu d'une sélection organisée, laissent filtrer l'eau urinaire, — une partie des sels du plasma, — l'albumine du blanc d'œuf, — l'albumine et le sucre pathologique. Il est bien entendu qu'ici, il n'est point question des albumines infra-rénales nées sur place.

Les canaux contournés éconduisent les principes spécifiques de l'urine urée, acides urique, hippurique, qui tous préexistent dans le sang, tous, sauf le dernier. Celui-ci se forme sur place, d'une synthèse inconnue, qui consiste probablement dans l'addition de l'acide benzoïque et de la glycocolle.

Ces documents sont empruntés aux cours si substantiels et si originaux du professeur Charcot (1).

V. *Types définis d'albumines urinaires.* — Déjà, dans ses leçons dont nous venons de parler, le professeur Charcot posait la grande division moderne des albumines, à laquelle on semble revenir aujourd'hui, comme à une donnée plus féconde, parce qu'elle repose, non sur des différences physiques plus ou moins nettes, mais sur un ensemble de propriétés spéciales qui individualisent en quelque sorte les divers types d'albumine. Parmi les différents produits albuminoïdes de l'urine, Charcot distinguait trois types. Cette classification a été reprise à la lettre par Jaccoud, dans ses brillantes cliniques de la Charité. (2)

Ces trois types, qui forment une famille chimique, sont : La *globuline* la *sérine,* les *peptones.*

Avant d'entreprendre l'analyse spécifique, il faut procéder à l'analyse qualitative. La première question qui se pose est donc celle-ci : Existe-t-il de l'albumine dans l'urine ? La seconde : quelles espèces ?

Pour s'assurer qu'une urine est albumineuse, il suffit d'ordinaire de la soumettre à la chaleur acide, réserves faites des causes d'erreur inhérentes à ce mode d'investigation.

En effet, il arrive que l'on conclut à la présence de l'albumine quand il n'y en a pas, ou qu'on passe à côté quand elle existe. Et cela, parce que la chaleur entraîne des précipités pseudo- albumineux :

De phosphates, dans un liquide neutre ou trop faiblement acide ;
D'acide urique ou d'urates ;
D'azotate d'urée ;
De mucine ;
D'essences résineuses, si on en a absorbé.

(1) CHARCOT. Conditions pathogéniques de l'Albumine, *in Progrès Médical* de 1880-81.
(2) JACCOUD. Leçons cliniques, *in Gazette des Hôpitaux,* septembre et octobre 1884.

Ou bien parce que l'albumine manque d'apparaître, soit qu'elle reste dissoute dans un excès d'acide (1), soit qu'il s'agisse des peptones, inattaquables par ce procédé.

Il vaut donc mieux s'adresser tout de suite à une épreuve très-sensible, très-complète, qui englobe toutes les albumines, en les précipitant en bloc. nous voulons dire au réactif de Tanret. Voici de quoi il se compose et comment on le manipule :

Iodure de potassium pur et non hydraté	3 g. 22.
Bichlorure de mercure	1 g. 35.
Aq. stillata pour faire	100 c. cubes.

Ce réactif (2) dont chaque goutte coagule 5 milligrammes d'albumine a le double privilége d'être en même temps un moyen de constat et de dosage. Quand on veut atteindre les deux buts ensemble, il faut se munir d'un vase gradué, d'un compte-gouttes calibré, à 5 centigrammes, et d'une liqueur témoin :

Bichlorure de mercure	1 g.
Aq. stillata pour	100 c. cubes.

Dans le vase gradué, on verse à froid, 10 cent. cubes d'acide acétique et un volume égale d'urine à examiner. Avant de passer outre, on s'assurera qu'il n'y a, au bout d'une dizaine de minutes, aucune précipitation, car elle serait due à de la mucine, qu'il faudrait saisir au filtre. Lorsqu'on voudra se servir de l'alcool anhydre, comme réactif, ainsi que nous le verrons plus loin, il faudra aussi s'assurer qu'il n'y a point de mucine, à l'aide de l'acide acétique froid.

Cela fait, on mêle intimement, puis, on fait tomber goutte à goutte la *liqueur titrante, en ayant soin d'agiter chaque fois.* Il se forme un coagulum qui se redissout dans l'excès d'albumine aux premières agitations, mais qui devient permanent, stable, à mesure qu'on l'arrose de gouttes nouvelles.

A ce moment, on trempe un agitateur dans le liquide, puis on porte sur une soucoupe en porcelaine la gouttelette qui y est appendue (3). Là,

---

(1) Le docteur Bence Jones a fait, il y a vingt ans, des expériences qui semblent démontrer ici la formation d'un sel d'albumine. On sait d'autre part que les chimistes considèrent l'albumine comme un corps neutre, pouvant, tour-à-tour, jouer le rôle d'acide ou de base suivant les cas.

(2) L'iodure de potassium, très hygrométrique, devient à la longue plus pauvre en sel sous le même poids, inconvénient qui, ici, donnerait lieu à une précipitation. Mais cette précipitation, il serait facile de la faire disparaître, d'abord en composant la liqueur d'après les données ci-dessus, puis en ajoutant, goutte à goutte, une autre solution d'iodure jusqu'à parfaite limpidité.

(3) L'expérience réussit mieux encore sur une plaque de verre; avec les deux liqueurs (l'urine à essayer et la solution de bichlorure), on trace à chaque reprise deux traînées qui vont à la rencontre l'une de l'autre. Au point de contact, le moindre changement de coloration prend tout de suite un relief qui le trahit sans peine.

on fait agir sur elle la liqueur témoin instillée, au bout d'un *agitateur plus petit*, car un excès de bichlorure redissoudrait le tout. Si le contact développe un *précipité jaunâtre*, c'est qu'il n'y a plus d'albumine dissoute, que tout est saturé. En cas contraire, il faut revenir à la liqueur titrante, recontrôler les résultats à la liqueur témoin. A la vue du précipité jaune, on s'arrête, on compte les gouttes de la solution mercuro-potassique, on en retranche trois, constituant l'excès d'iodure libre nécessaire pour obtenir la coloration jaune-rouge en face de la liqueur témoin ; le reste correspond à autant de fois 50 centigrammes d'albumine par litre.

Le seul reproche sérieux qu'on puisse faire à cette méthode, c'est de doser l'albumine par demi-grammes. Mais il est facile de tourner l'obstacle, en saturant avec une exactitude minutieuse toute l'albumine de 50 cent. cubes d'urine par un certain nombre de gouttes. Or, les expériences de contrôle faites par nous et M. Renson, pharmacien, nous ont démontré qu'on arrive à un résultat aussi mathématique que possible, en comptant 3 gouttes perdues par vingt centimètres cubes de liquide quelconque, soit 3/20,

Donc, avec le volume brut de 50 centimètres cubes d'urines, où l'on aura, par exemple, versé 14 gouttes de liqueur dosimétrique, le chiffre Y de l'albumine existante, sera, étant donné qu'une seule goutte mise à profit correspond à 0 gr. 005 d'albumine ;

$$Y = 0,005 \; \frac{(14 \times 20) - (50 \times 3)}{20} = 0,005 \times 6.5 = 0 \, g. \, 0,0325 \text{ dix mill. ou 65 cent. par litre.}$$

Pour simplifier les manipulations, l'auteur a donné une variante à sa formule :

Iodure de potassium, pur et non hydraté	3 g. 22
Bichlorure de mercure	1 g. 35
Acide acétique	20 cent. cubes
Aq. stillat, q. s. pour faire	64 cent. cubes

Le principe général qui a guidé Tanret se trouve dans l'équation chimique suivante :

$$2\,KI + HgCl = K'Cl + (HgK), 2\,I. \qquad (1)$$

Le *modus agendi* du réactif est facile à comprendre : mis en présence d'une liqueur albumineuse, K cède la place à une molécule d'albumine pour former un iodo-albuminate de mercure insoluble. De plus,

(1) Dans cette formule, un équivalent de $HgK\,I^2$ pesant 393 est saturé par un équivalent d'albumine ($C^{86}\,H^{70}\,Az^{12}\,O^{33}$) pesant 1004, c'est-à-dire 2,55 fois plus. Or si une goutte de 5 centigrammes de réactif contient 1 milligr. 96 d'iodure double, cette dernière quantité, lorsqu'il s'agira d'albumine, deviendra 1 mgr. 96 $\times$ 2,55 = 5 milligrammes.

tout l'iode ainsi absorbé, tant qu'il y aura un atôme d'albumine dissoute, ne précipitera point sous forme d'iodure rouge de mercure au contact d'une solution de cette base, mais le précipité apparaîtra dès que manquera l'albumine pour former l'iodo-albuminate.

L'opération se fausse dans différents cas qu'il faut connaître :

a. L'acide acétique précipite la *mucine* à froid, mais lentement et en *buée grisâtre, ténue, demi-transparente.* On évitera l'erreur en procédant par manipulations isolées. Et lorsque dans l'opération en un temps on se servira du réactif acide, il sera toujours facile de reconnaître l'albumine à sa précipitation *immédiate, blanche, floconneuse* ou *caillebotée.*

b. L'iodure mercuro potassique précipite l'urée dans un véhicule alcalin, mais il la laisse intacte dans un milieu acide.

c. Il précipite les urates, si on n'a pas eu soin de diluer les urines d'une certaine quantité d'eau.

d. Enfin, il précipite les alcaloïdes, mais contrairement à ce qui se passe pour l'albumine, le précipité est redissoluble quand on le chauffe.

Voilà les causes d'erreur. Il suffit de les signaler pour s'en affranchir. Et alors le procédé reste avec ses avantages indéniables qui sont :

Une grande commodité,
Une sensibilité exquise,
Ses manipulations à froid,
La permanence des précipités sous un excès de réactif.

On a utilisé la méthode précédente sous une autre forme : le docteur Oliver essaie les urines avec deux genres de bandelettes de papier Joseph préparées par dessiccation. Les premières sont plongées dans une solution d'acide citrique. Quand on a affaire à des urines d'une acidité trop faible, le contact de ces bandelettes les relève jusqu'au degré voulu pour que l'expérience réussisse. Les autres sont mouillées dans un bain mercuro-potassique préparé en deux temps.

1° Sublimé corrosif pur   1 gr.
  Aq. stillata   20 gr.
Dissoudre.

2° Iodure de potassium   1 gr.
  Aq. stillata   2 gr.
Dissoudre.

Dans le mélange des deux liqueurs, qui doit se faire sans trouble ni précipité, on immerge une feuille de papier Joseph, laquelle, desséchée, se coupe en bandelettes réactives.

Mode d'emploi : immersion simple dans l'urine. (1)

Ce procédé, s'il reste longtemps fidèle, a l'avantage d'être très simple et très portatif.

L'albuminurie reconnue en bloc, il s'agit maintenant de la déterminer jusque dans ses espèces.

a. Globuline. — Le plus facile est de commencer par elle et de la précipiter à froid en sursaturant l'urine de sulfate de magnésie cristallisé. Ce sel, qu'il faut employer pur et surtout exempt de sulfate de fer, est soluble dans l'urine presque à poids égal (80 °/₀) ; aussi devra-t-on l'y faire fondre, par agitations successives, jusqu'à ce qu'un dernier fragment reste intact au fond du liquide. Au bout de quelques heures, la globuline se contracte en sédiments floconneux dont il n'y a plus qu'à s'emparer par décantation, ou à l'aide du filtre.

Cette albumine a des caractères génériques et spécifiques qu'il faut connaître. La globuline, ainsi nommée, de nos jours, parce qu'alliée à l'hématine, elle constitue principalement la substance des globules sanguins, répond aux dénominations anciennes de *fibrine dissoute*, de *fibrino-plastique*, *d'hydropisine*, de *cristalline*. Elle est isomère avec la *caséine*, sensible à la chaleur comme la *sérine*, elle ne forme cependant des flocons *lacto-globuleux* qu'à 93° et si diffluents qu'ils traversent en grande partie les filtres qu'on leur interpose. On ne peut rendre le coagulum plus compact qu'en saturant les liqueurs globulinifères de sels alcalins ou neutres et en portant à l'ébullition.

Elle est soluble dans les acides comme la sérine encore, et même plus qu'elle, puisque de faibles proportions d'acide la dissolvent en totalité.

Elle a pour caractères spéciaux :

1° De ne donner aucun trouble ni avec l'ammoniaque, ni avec l'acide acétique employés séparément, mais de produire *un louche* sous leur action combinée;

2° De ne précipiter à froid, en face du sel marin ou des sels alcalins neutres, que si ses solutions acidulées ou alcalines sont très concentrées;

3° De donner avec l'alcool anhydre à froid un dépôt non redissoluble dans l'eau et partiellement dans l'alcool bouillant;

____

(1). Voici quelques autres moyens faciles, signalés récemment:

Raade propose l'acide trichloracétique versé goutte à goutte sur les parois du tube dans l'urine étendue au préalable d'un tiers d'eau pour éviter l'entraînement des urates (*Bulletin de Thérapeutique*, tome 105, page 227).

Le docteur Robert emploie la solution suivante :

Eau distillée saturée de chlorure de sodium	160 c. c.
Acide chlorhydrique	10 c. c.

On filtre, puis on verse dans l'urine à volume égal. (*The Lancet*, octobre 1884.)

En cas de pénurie absolue, en pourra toujours songer à la ressource fort sommaire, mais parfois précieuse de Potain, qui consiste à chauffer l'urine dans une cuiller de fer ou d'argent au-dessus d'une soucoupe où brûle un tampon d'ouate ou de chanvre baignant dans l'eau-de-vie, puis à instiller dans le liqui   et quelques gouttes de vinaigre de cuisine au bout d'une allumette.

4° De passer à l'état floconneux, au bout de trois ou quatre heures, quand ses véhicules dissolvants sont traversés par un courant d'acide carbonique, mais de se redissoudre quand on introduit l'air ou l'oxygène dans la masse ;

5° D'engendrer de la fibrine quand on la met au contact d'une solution de fibrinogène ;

6° De passer à travers les membranes filtrantes avec une facilité comparable à celle du blanc d'œuf, et de différer en cela de la sérine qui n'est point dialysable.

Au point de vue clinique, Sénator avait dit qu'elle constituait une constante dans la dégénération amyloïde du rein. Ce dire n'a point été reconnu vrai par d'autres auteurs. Tout ce que l'on croit savoir, c'est qu'elle accompagne, mais non exclusivement, la néphrite brightique dans un tiers des cas.

b. Sérine. — Le second temps de l'opération consiste à s'emparer d'elle à l'aide de la chaleur acide — acide acétique, nitrique, ou mieux mélange picro-acétique d'Esbach.

Elle a pour caractères :

1° De passer à l'état insoluble de syntonine sous l'influence de l'acide chlorhydrique ou des alcalis concentrés ;

2° De précipiter totalement avec l'alcool anhydre ; — (nous avons déjà vu cet agent précipiter la globuline, nous verrons qu'il se comporte de même vis-à-vis des peptones ; ce serait donc un excellent réactif général des albuminoïdes urinaires ;)

3° De rester dissoute devant la chaleur seule, quand elle est étendue d'un grand volume d'eau, et de partager alors, — chose bizarre — quelques-unes des réactions de la globuline ou de la caséine, c'est-à-dire de se rétracter à froid avec les acides acétique ou carbonique.

Dans les conditions ordinaires, de toutes les albumines c'est la plus *rétractile.* Aussi la chaleur acide la précipite-t-elle en un coagulum opaque à 71°.

Cette réaction devant les acides semble avoir les allures d'un véritable dédoublement, car on penche à considérer les albumines dissoutes dans les milieux non acides, comme des sels alcalins, et l'on fait particulièrement du blanc d'œuf un albuminate de soude, et, de la caséine, un albuminate de potasse. On se base, en cela, sur ce que les liqueurs albuminifères, absolument neutres au début d'une opération par la chaleur, deviennent basiques quand *le louche* apparaît. Cette circonstance plaide évidemment en faveur de l'adjonction nécessaire d'une base intégrante, pour constituer l'albumine dissoute.

La sérine est la plus importante du groupe par le fait de sa constance dans les urines albumineuses. Quarante et une analyses, faites dans quarante et un cas de maladie de Bright, à la clinique de Berlin, ont donné comme résultat constant, la présence de la sérine dans les urines, accompagnée de globuline dans un tiers des cas et de peptones dans les deux tiers.

Quelques considérations cliniques maintenant. Le professeur Bouchard affirmait naguère que la production d'un fort coagulum, c'est-à dire d'une grande quantité de *sérine concrète*, était la caractéristique d'une lésion rénale grave. Un contrôle plus sévère a établi, dit Jaccoud, qu'il y a une certaine quantité d'erreur dans cette proposition. Oui, toute néphrite grave se manifeste par la formation d'une forte masse de coagulum, mais tout coagulum abondant n'implique pas forcément l'existence d'une lésion rénale grave. D'autres maladies, la fièvre typhoïde, la pneumonie, peuvent, à leur déclin, y donner naissance, d'une façon passagère, et sans que le pronostic soit assombri.

D'autre part, outre les deux principaux produits de l'albuminurie pathologique, on peut rencontrer dans l'urine une albumine d'origine alimentaire, par exemple à la suite d'une certaine consommation d'œufs.

Cette albuminurie donne lieu aux mêmes réactions que celles qui ont été indiquées précédemment. Pour éviter la méprise, il faut s'adresser à des pierres de touche spéciales, dont voici l'indication ;

L'albumine du blanc d'œufs n'est pas, comme les autres variétés, redissoluble en *totalité* dans un excès d'acide. En outre, le sérum sanguin ne donne aucun précipité avec l'éther, tandis que, en présence de l'éther, l'eau albumineuse du blanc d'œuf se concrète en gros flocons. Ce sont là des traits différentiels qui permettent de reconnaître l'albumine du blanc d'œuf dans une urine albumineuse, qu'elle y existe seule ou à côté des autres variétés ; on peut ainsi déceler des écarts de régime.

c. Peptones. — Avant d'aller à leur recherche, il faut d'abord en avoir fini avec les deux autres espèces d'albumine, sérine et globuline, et clarifier le liquide par filtration. On aura ensuite à choisir entre les réactifs suivants :

L'alcool anhydre, qui concrète les peptones sous forme de résidu pulvérulent. — Le réactif de Tanret, qui les précipite à froid sous forme d'un dépôt blanchâtre, non redissoluble par la chaleur, à moins que le malade n'ait fait usage d'un alcaloïde quelconque. — Le nitrate acide de mercure, qui les colore en rouge intense. — La solution concentrée de tannin, qui reste limpide dans toute urine vierge de peptones, et qui se trouble en présence de celles-ci.

Peptonurie. — C'est un syndrome nouveau-venu en clinique, quoique signalé depuis longtemps (vers 1845) par Gerhardt, qui lui avait donné le nom *d'albuminurie latente*. Mais il n'est un peu connu que depuis les travaux récents de d'Arsonval, d'Hofmeister, de Jachs, de Pocchi, de Groccho-Piétro. On ignore encore le rôle qui lui revient dans la séméiotique des albuminuries durables. Des relevés faits à la clinique de Berlin représentent la peptonurie comme existant dans les deux tiers des cas de maladie de Bright. On a constaté la présence des peptones dans les urines physiologiques, pendant la période de digestion. Senator les a trouvées dans tous les états, pyrétiques ou non, caractérisés par la présence d'une albumine coagulable dans les urines, ce qui est en désaccord avec le relevé dont il a été question. D'après Groccho-Piétro. la peptonurie qui accompagne les états pathologiques serait tout à-fait distincte de l'albuminurie. Elle est presque toujours un épiphénomène des grands processus aigus, maladies infectieuses, intoxications, phlogoses à tendance suppurative, et en particulier néphrites franches ou subaiguës. Elle a souvent une certaine signification pronostique. Ainsi, au cours d'une affection inflammatoire telle qu'une pleurésie, l'apparition de la peptonurie doit, en l'absence de tout autre symptome, faire craindre une transformation purulente probable de la maladie.

Voilà tout ce que l'on sait ; c'est-à-dire que l'étude des peptonuries est encore tout à ses débuts. Il convient d'ajouter que les peptones ne sont pas un produit univoque ; il y a tout lieu de croire qu'il en existe des variétés diverses ; ainsi une qui est sensible à l'action combinée du ferrocyanure de potassium et de l'acide azotique, une autre sensible au ferro-cyanure seulement, une troisième insensible à ces deux réactifs. (1)

Pour les chimistes, les peptones urinaires ont dès à présent un autre intérêt. Elles possèdent, comme l'a démontré Maurel, la curieuse propriété de réduire les solutions cupro-potassiques ; de là une cause d'erreur dans la recherche du sucre, qu'on évite en éliminant d'abord les peptones d'une urine qu'on suspecte de renfermer de la glycose.

En résumé, il existe deux coagulants généraux des albumines urinaires, ce sont les réactifs de Tanret et l'alcool absolu.

Pour fixer nettement les idées sur cette délicate matière de la recherche de l'albumine dans les urines, nous répéterons qu'une analyse bien conduite doit s'enquérir d'abord de la mucine, qu'on réussit à éliminer en la coagulant par l'acide acétique à froid. On prendra ensuite 100 c. cubes de cette urine, et on en fera deux lots : Le premier sera traité par l'alcool anhydre ou le réactif de Tanret, qui précipite l'albumine en bloc ; on filtre et on pèse le résidu. Le deuxième lot sera d'abord débarrassé de sa globuline, par l'addition de sulfate de magnésie ; puis on filtre. Le dépôt contenant un excès de sel, pour faire une pesée exacte, il faut recourir à un moyen détourné. C'est-à-dire qu'on saisit la sérine par la chaleur acide, et on détermine son poids. Puis on filtre et on pèse les peptones. On additionne les deux résultats ainsi obtenus sur le second échantillon. On les compare au résultat total obtenu, en opérant sur le premier échantillon. La différence représente le poids de la globuline.

VI. *Traitement.* — Pour Jaccoud, une notion domine le traitement des albuminuries en général. Les cas qui se présentent à nous sont *sans urgence* ou *avec urgence.*

1° *Urgence.* — Cette première série comprend les malades *qui suffoquent* et ceux qui *vomissent,* quelles que soient d'ailleurs les causes

(1) Une note de DUCLAUX communiquée par M. Pasteur à l'Académie des Sciences (février 1884), tend à établir qu'il y a dans le lait plus de vingt variétés d'albuminoïdes du type caséine.

accessoires et les localisations anatomiques qui engendrent prochainement ces troubles.

A ces deux espèces cliniques convient une conduite différente, dont l'énergie sera réglée sur ce que l'urgence est immédiate ou non.

Aux dyspnéïques d'abord.

Si leurs étouffements n'ont point les caractères d'une asphyxie menaçante, ils ne réclament que les drastiques à haute dose, 30 à 40 grammes d'eau-de-vie allemande mêlée à quantité égale de sirop de nerprun, pris pendant trois ou quatre jours.

Y a-t-il péril en la demeure ? Vite, en dépit du paradoxe, il faudra recourir à une légère déplétion sanguine par phlebotomie qui se renouvellera au besoin le même jour ou les jours suivants.

Et les vomissements ? Le maître oublie de nous dire la conduite qu'il faut prendre vis-à-vis d'eux. Essayons de l'emprunter à d'autres sources.

Comme les suffocations, ils ont deux degrés.

Dans leur forme la plus intense, ils ressemblent à une débâcle urémique. Les nausées sont permanentes, les malades brisés, anéantis, dans une somnolence demi syncopale, rejettent tout ce qu'ils prennent, solides et liquides. Et cela, pendant plusieurs heures, quelquefois plusieurs jours.

Mais cette forme est exceptionnelle. D'ordinaire, il n'y a pas d'état nauséeux, souvent tout se borne à une saveur désagréable, goût de métal, de matières en putréfaction, ressentie dans l'arrière-gorge. « *J'ai l'anus dans la bouche*, » disait pittoresquement un de nos brightiques, pour traduire sa situation. Les aliments, restés comme un fardeau sur l'estomac, sont expulsés, tout ou partie, au bout d'une demi heure ou d'une heure, sans avoir subi le moindre travail de digestion. D'habitude, ces vomissements sont suivis d'un certain bien-être.

Nous les avons vus durer d'une façon désolante et à peu près régulière pendant des semaines.

La thérapeutique est assez désarmée vis-à-vis de ce symptôme. De plus, s'il faut le combattre en principe, il faut se rappeler aussi que d'après l'opinion générale, il est dû à la présence de produits excrémentitiels mal éliminés par le rein malade, et que, par conséquent, il est nécessaire d'agir avec prudence. En fait, dans les cas précaires, il n'y a, comme l'indique Labadie-Lagrave, qu'une seule conduite rationnelle, le curage de l'estomac par la sonde de Faucher. Ce moyen aurait donné d'excellents résultats dans les quelques circonstances où on a dû y recourir.

Dans les conditions ordinaires, on pourra mettre en œuvre les différents eupeptiques, la glace, les boissons gazeuses. On emploiera encore la teinture d'iode, deux gouttes à la fois, jusqu'à six par jour, dans un peu d'eau de riz, ou la créosote, sous la même forme, mais à dose moitié moindre. En cas d'échec, recourir au lavage comme ci-dessus, si la nutrition est trop compromise (1).

Le péril écarté, on pourra passer à la deuxième partie du traitement, la seule véritablement curatrice, celle du groupe qui suit.

2° Cas sans urgence. — Ce groupe comprend les brightiques qui n'ont que peu ou point d'hydropisie et point de dyspnée, ni de vomissements.

Ici, il est utile, pour le médecin, de se rappeler que si on n'obtient pas la guérison de toutes les albuminuries, on les soulage suffisamment à l'aide de moyens appropriés, et que leur incurabilité fatale, surtout si l'on intervient au début, n'est plus de règle comme autrefois.

La formule de Jaccoud est sévère. Elle représente un *traitement systé-matique,* condition *sine quà non* du succès. Il faut la prendre sans réplique et avec tout le courage possible.

a. Laitage. — « Je commence, dit-il, uniquement par le régime lacté exclusif, sans atermoiement ni compromission, en imposant ma volonté formelle, allant jusqu'à dire à mes malades : « Si vous ne voulez pas vous y soumettre, je refuse de vous soigner. »

Durée du régime. — Un mois au moins, cinq et six semaines s'il le faut.

Mode d'emploi. — Le lait sera pris pur, *jamais bouilli,* mais froid ou tiédi au bain marie, sans sel ni sucre, par fractions, toutes les heures, jusqu'au total de deux litres et demi à quatre litres par jour, soit en moyenne trois litres.

Les bienfaits immédiats de cette ordonnance se trahissent par un changement de couleur des urines, qui prennent le ton du petit lait.

Les conséquences gênantes sont un goût affreux dans la bouche et une constipation opiniâtre. Le premier symptôme ne demande qu'un surcroît de bonne volonté ; le deuxième, *jamais de purgatifs,* mais de simples lavements.

Avant de passer aux autres moyens, il faut s'informer si les poumons et le cœur sont intacts et s'assurer que le désordre rénal est bien seul. C'est indispensable ; aux cardiaques et aux pulmonaires, ce qui va suivre est formellement interdit.

b. Douches. — Alors, vers le quatrième jour de la mise au régime, on recommandera les douches combinées, en jet ou en pluie. On les fera étendre à tout le corps, *sauf les reins,* pendant 15 secondes les premiers jours, pour arriver plus tard à 25 et à 30 secondes. Après la douche, friction sèche, énergique, quasi rubéfiante, faite par deux frotteurs

---

(1) Une troisième source de dangers que, d'après nos recherches, on ne mentionne nulle part, réside dans des épistaxis fréquentes, graves et tenaces. Nous employons, pour lutter contre elles, les aspirations d'eau additionnée de perchlorure de fer, et suivies d'un petit tamponnement simple de la narine saignante, à l'aide d'un peloton d'ouate trempé dans le même liquide.

ensemble. Puis, rhabillement, promenade, exercices musculaires, peu fatigants, mais répétés, comme petits travaux manuels, jardinage dans la saison, découpage, sculpture sur bois. Le tout, pour assurer le fonctionnement de la peau, qu'on pourra activer encore en prescrivant l'usage de caleçons et de gilets de flanelle.

Chez nos malades de la campagne, où l'outillage hydrothérapique n'est pas toujours facile à réaliser, nous y suppléons, dans la mesure du possible, par les strigillations au gant de crin.

Il n'y a qu'un obstacle temporaire aux douches, c'est l'hydropisie. On attendra que la cure lactée y ait mis bon ordre, pour les faire intervenir.

« Pendant ce premier laps de temps, dit Jacoud, *je ne prescris jamais de médicaments*, et grâce à la vigueur des moyens, j'ai obtenu de nombreux succès. »

D'ailleurs, après les premières répugnances vaincues, au bout d'un mois ou de six semaines, deux cas se présenteront :

1° L'albuminurie étant de date récente, notre régime lui a fait subir une baisse considérable, parfois des deux tiers, des trois quarts, de quatre cinquièmes. Alors, — mais avec des précautions infinies, — il faudra tâter le retour vers le régime mixte. On fera prendre encore quotidiennement deux litres de lait, mais à midi, on permettra une collation faite de viande grillée, de légumes herbacés, et s'il est possible, d'un peu de pain. On proscrira les œufs, qui, d'après expérimentation, entraînent une hausse dans l'albumine rendue. On continuera douches, frictions et exercices. Les analyses seront faites tous les trois ou quatre jours. Si l'albumine continue à décroître, ou reste stationnaire, c'est un succès, et le régime mixte peut être maintenu. Si elle augmente, c'est un petit échec momentané qui doit remettre en vigueur les préceptes sévères du point de départ, malgré dégouts et lassitudes.

2° Nous voici en effet en face du second cas. L'albumine, qui n'avait point subi de variation sensible, se remet en hausse dès la première tentative de changement de régime. Une réflexion s'impose, corroborée par les faits : ou bien cette albumine est de qualité particulière. (Jacoud n'en désigne pas l'espèce chimique) ou bien le rein modifié n'agit plus que comme un filtre défectueux. Alors, outre les moyens ci-dessus, il faudra en faire intervenir d'autres.

c. *Inhalations d'oxygène.* — A l'albumine de mauvaise qualité on oppose un modificateur rationnel, l'oxygène, en inhalations journalières de trente litres prises en trois ou quatre séances. On marchera dans ces conditions nouvelles pendant 15 jours. En cas de réussite, continuer.

d. *Médicaments rénaux.* — Si ce procédé échoue , concurremment avec les autres, c'est au rein qu'il faudra songer à s'en prendre. On sait que les filtrations anormales y ont souvent une cause mécanique, la baisse de tension artérielle au niveau de la glande même. D'où urgence de parer à cela à l'aide d'agents dynamiques, parmi lesquels figurent le tannin, l'acide gallique, les strychnées, l'ergot de seigle, employés comme variantes sur-ajoutées au traitement fondamental qui reste toujours et quand même de règle.

Le tannin s'emploie à la dose initiale de 1 gramme par jour en pilules de 20 centigrammes et peut être bientôt porté à 2 et même 3 grammes.

L'acide gallique se prend en solution de 50 centigrammes à 1 gramme. *pro die*. — Les deux médicaments qu'on donne , tantôt seuls, tantôt associés, ont, dans nombre de cas, produit des modifications partielles ou radicales. — Partielles, on pourra les corroborer par la noix vomique et le perchlorure de fer ainsi prescrits :

Perchlorure, 10 gouttes le matin, dans de l'eau sucrée ; autant dans l'après-midi ; passer bientôt à 25 et 30 gouttes.

Concurremment et aux heures intermédiaires, on fera prendre l'extrait de noix vomique, commencé d'abord par deux pilules de 2 centigrammes chaque, et porté au chiffre de 5, 6 et 8 centigrammes au bout de cinq ou six jours.

L'ergot de seigle est un médicament peu recommandable à cause de ses tendances à occasionner des gangrènes.

Nous citerons pour mémoire les médicaments prônés naguère par une vogue non justifiée. La fuschine, le jaborandi, la pilocarpine, jouent ici les inutilités. Quant aux iodures, leur rôle est contestable dans tous les cas, sauf ceux où gît soit une diathèse syphilitique, soit une sclérose rénale par néphrite interstitielle.

Ceci nous amène à dire un mot des deux grands genres de néphrites.

Y a-t-il un sérieux intérêt pratique à tenir compte de la distinction entre l'albuminurie parenchymateuse et l'interstitielle ? Oui et non, cela dépend. En règle générale les préceptes que nous avons annoncés conviennent à toutes les albuminuries, réserves faites des exceptions suivantes :

1° La néphrite interstitielle a entrainé une hypertrophie du cœur qui déplace la principale scène pathologique ; alors notre formule devra céder le pas aux médicaments cardiaques ;

2° Cette même néphrite s'accompagne de *polyurie*. Alors il fandra modifier notre prescription. Un peu de lait, un demi litre à un litre par jour. Puis on fera merveille avec l'opium, réfrénateur de la polyurie, en lui adjoignant l'iodure de potassium à haute dose. En cas d'intolérance pour l'opium, qu'on s'adresse à l'extrait de valériane (ou peut-être aux bromures de sodium, de potassium.) Mais toujours l'hydrothérapie et le reste. Malgré que Jacoud ne l'indique point, nous croyons que cette dernière prescription s'adresse aussi bien aux albuminuries, et aux glyco-albuminuries où vient poindre quelque désordre cérébrospinal, agitation nocturne, insomnie; une observation que nous avons sous les yeux semble nous le démontrer présentement. Chez un de nos malades, l'albumine s'élevait, il y a un mois, à près de 60 centigrammes par jour; le malade était de plus pollakiurique. et avait eu l'an dernier de la glycosurie. A l'heure actuelle, sous l'influence du bromure ordonné pour régulariser le sommeil, l'albumine a fait une chute de moitié de ses proportions.

3° Si la néphrite interstitielle est sans polyurie, notre méthode lui convient tout *entière*.

Jaccoud dit en terminant que la persévérance, souvent difficile à garder parce qu'elle demande des résolutions sans défaillance, donne seule des résultats, mais au prix de longs efforts, d'une lutte courageuse. L'abandon de la méthode est souvent la cause des insuccès.

A ceux-là même chez qui une foi à toute épreuve ne ramènerait point la santé, le maître fait une déclaration consolante.

Le régime lacté indéfini met indéfiniment les Brightiques au-dessus de tout danger.

Le professeur Jacoud n'est pas très explicite sur les éléments du régime alimentaire. Il est pourtant utile d'avoir une opinion ; les malades vous demandent s'ils peuvent manger ceci ou cela, il faut savoir leur faire une réponse motivée.

De plus, deux auxiliaires très puissants sont tout-à-fait laissés dans l'ombre. Nous voulons parler des eaux minérales et des hivernations dans les climats doux.

Voici comment les différentes parties de ce problème sont résolues par une des autorités médicales allemandes. Senator, de Berlin, dresse en quelque sorte par *doit et avoir*, une balance des espèces alimentaires par rapport à l'albuminurie. Il commence d'abord par dire que le traitement pharmaceutique n'arrive pour lui qu'au second plan, et que même il en use peu ou point autant que possible. Puis il fait un premier lot des *ingesta* solides et liquides qui entraînent une hausse dans le débit de l'albumine. Ensuite sont énumérées les espèces alimentaires indifférentes, ou capables d'amener une baisse.

1° Donc à mettre à l'index : *a*. Les repas copieux qui entraînent une accumulation instantanée de matières albumineuses ; les œufs que la clinique et le laboratoire ont montrés néfastes ; les régimes trop exclusivement azotés, la suralimentation en viandes ; le cognac et en général les liqueurs ; la bière, douteuse ; le cidre, mauvais ; les épices, les aliments fumés, les écarts de régime déclarés nuisibles par l'expérience.

b. Les influences extérieures qui menacent l'intégrité des fonctions tégumentaires, comme les refroidissements qui sont redoutables ; les grands exercices musculaires, le séjour dans les régions froides et humides ;

c. Enfin les grandes secousses morales agréables ou fâcheuses.

2° On n'aura pas trop à craindre avec :

a. Les repas augmentés de nombre s'il est besoin, mais peu abondants ; l'usage assez large des viandes peu riches en azote comme le veau, la volaille, le poisson, — et plus restreint des autres ; l'alimentation végétale portant sur les légumes verts, les salades, les fruits ; les hydrocarbures s'il n'y a pas de contre-indication du côté des premières voies ; le Bordeaux léger additionné de temps en temps d'eaux salines ou alcalino-salines, (Vichy, Carlsbad et en général les eaux d'Outre-Rhin, qui, légèrement laxatives, conviendraient aux malades pris de constipation habituelle) ; la cure de lait, 2 litres par jour, pris à heures fixes et corroborée aussitôt que possible par l'adjonction de deux ou trois cents grammes de pain trempé et même de panades ; les bains d'eaux minérales pris à la source ;

b. L'exaltation des fonctions cutanées par les douches, les frictions sèches, les massages, les diaphorèses, les bains simples, toutes choses qui abaissent la quantité absolue d'albumine expulsée ; les moyens de garantie contre les températures trop basses, comme les caleçons et les camisoles de laine, parfois la claustration à la chambre et même au lit ; les petites promenades à pied ou en voiture, les flâneries n'allant pas jusqu'à la fatigue ; les ouvrages manuels légers, découpage, sculptage sur bois ;

Enfin pour les hivernations on enverra les brightiques sur cette superbe route de la Corniche, où se déroulent comme dans un décor de féerie les charmantes stations de Cannes, de Monaco, d'Hyères, de Bordighera. Veut-on faire mieux encore ? On leur désignera l'Egypte et le Caire.

Dernière condition : le milieu moral sera paisible et régulier.

Résumons - nous :

I. Au point de vue clinique : les albuminuries présentent deux classes essentielles, les unes considérées jusque là comme transitoires, indifférentes, les autres comme pathologiques.

II. Parmi celles-ci, les unes renferment des albumines qui ont les caractères normaux, les autres des albumines modifiées.

III. Au point de vue chimique : les épreuves comprennent trois grands procédés :

a. Avec les réactifs d'Esbach, elles nous apprennent en bloc si le précipité est rétractile ou non.

b. Avec ceux de Maurel, elles mettent en évidence une espèce intermédiaire d'albumine.

c. Mais une analyse bien faite d'après les exigences modernes devra nous dire les quantités de sérine, de globuline et de peptones qui gisent dans une urine albuminufère.

IV. Le traitement sera poursuivi à la lettre d'après la formule de Jaccoud.

V. Les points particuliers du régime et de l'hygiène se trouvent résolus dans l'exposé de Sénator.

VI. Enfin quand on a lieu de soupçonner une étiologie nerveuse, comme cela se voit dans certaines albuminuries et peut-être dans les glyco-albuminuries alternantes, il ne serait probablement pas inutile, tout en se maintenant dans les données du traitement classique, de réserver une place auxiliaire aux modificateurs du système nerveux, comme semble l'indiquer le cas que nous observons actuellement.

VII. Quant à la question des eaux minérales prises à la source, le cadre de notre petite étude, et plus encore notre incompétence, nous interdisaient de l'aborder. Dans des écrits très-remarquables et tout modernes, le Dr. Souligoux a démontré, en s'appuyant sur de nombreux faits personnels, l'heureuse influence du séjour de Vichy et des alcalins en général, chez les brigthiques peu avancés qui peuvent encore aller faire une saison dans les villes d'eaux.

Vichy. — Imp. Wallon.

9 782014 088700